# CONSIDÉRATIONS CLINIQUES

SUR LES

# LÉSIONS URÉTHRALES

## CONSÉCUTIVES AUX CONTUSIONS DU PÉRINÉE

PAR

**Léon ARÈNE**

DOCTEUR EN MÉDECINE A LA FACULTÉ DE PARIS

PARIS
TYPOGRAPHIE COLLOMBON ET BRULÉ
22, RUE DE L'ABBAYE, 22.

—

1880

# CONSIDÉRATIONS CLINIQUES

SUR LES

# LÉSIONS URÉTHRALES

CONSÉCUTIVES AUX CONTUSIONS DU PÉRINÉE

PAR

**Léon ARÈNE**

DOCTEUR EN MÉDECINE A LA FACULTÉ DE PARIS

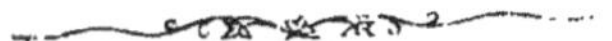

PARIS
TYPOGRAPHIE COLLOMBON ET BRULÉ
22, RUE DE L'ABBAYE, 22.

—

1880

A MON PÈRE ET A MA MÈRE

A MES PARENTS

A MES AMIS

L. ARÈNE.

A M. LE DOCTEUR DUPLAY

PROFESSEUR AGRÉGÉ

Membre de l'Académie de Médecine; Chirurgien de Lariboisière
Chevalier de la Légion-d'Honneur.

A MON PRÉSIDENT DE THÈSE

M. LE DOCTEUR PANAS

Professeur de Clinique ophthalmologique à l'Hôtel-Dieu; Membre de l'Académie de Médecine; Chevalier de la Légion-d'Honneur.

L. ARÈNE.

# CONSIDÉRATIONS CLINIQUES

SUR

# LES LÉSIONS URÉTHRALES

## CONSÉCUTIVES AUX CONTUSIONS DU PÉRINÉE

---

## AVANT-PROPOS

Dès longtemps mon attention avait été appelée sur les contusions du périnée et leurs conséquences par un cas remarquable de rétrécissement traumatique consécutif à une contusion du périnée (coup de pied d'âne), qui se présenta à l'hôpital St-Eloi de Montpellier, dans lequel j'étais stagiaire.

Suivant cette année, la clinique de M. le docteur Duplay, chirurgien à Lariboisière, j'eus l'occasion, au mois de décembre 1879, de voir un nouvel exemple des lésions uréthrales immédiatement consécutives à une chûte à califourchon sur une poutre. — Dès lors cette question était devenue pour moi pleine d'intérêt, intérêt qui s'est bien autrement accru lorsque, dans le courant du mois de juin, un nouveau cas se fut présenté dans le même service et que l'habile chirurgien eut fait à son sujet une leçon qui fixa définitivement en mon esprit l'histoire d'une affection assez commune et que les travaux faits jusqu'ici, bien que très remarquables surtout en ces dernières années, n'avaient pas complètement élucidée ni déterminée.

C'est précisément cette opinion fixe que je me suis faite sur les lésions uréthrales à la suite de contusions du périnée que je veux présenter comme thèse inaugurale particulièrement en ce qui concerne les indications et le traitement; en demandant à mes juges éminents d'être indulgents, pour un modeste travail auquel j'ai donné tous mes soins et dont les défauts seront marqués au coin d'une bonne foi due encore à mon peu d'expérience.

---

Voici d'ailleurs quel est le but que je me propose et le plan que je me suis tracé :

Etudier parmi les lésions produites dans les contusions du périnée et les chutes sur cette région, celles-là seules, qui intéressent le canal de l'urèthre. Quand j'aurai dit que neuf fois sur dix cas de chutes ou contusions, ce sont les seules lésions produites, on ne mettra pas en doute l'importance d'une pareille étude bien que paraissant ainsi restreinte.

Je la diviserai en six chapitres :

Je consacrerai le premier au résumé de la leçon de M. le chirurgien Duplay qui m'a servi de point de départ et de guide.

Dans le deuxième, j'exposerai brièvement l'historique de la question qui a pris un grand développement dans ces dernières années.

Avec la troisième, j'entre en plein dans le sujet par l'étude des causes, du siège, du mécanisme, des caractères ou anatomie pathologiques des lésions.

Les symptômes, la marche, les complications de l'affection eront l'objet du quatrième.

Le cinquième sera consacré aux indications et au traitement.

Dans le sixème et dernier, je mettrai les observations recueillies dans le service de M. Duplay et je les ferai suivre de quelques remarques pour les relier au restant de cette étude.

---

## CHAPITRE PREMIER.

### RÉSUMÉ DE LA CLINIQUE DE MONSIEUR LE PROFESSEUR DUPLAY, DU 24 JUIN 1880.

Les chutes sur le perinée et les contusions de cette région sont fréquentes. Elles sont d'une gravité particulière à cause des ruptures plus ou moins étendues du canal de l'urèthre qu'elles produisent.

On peut diviser les nombreux cas des chutes sur le perinée donnant des ruptures de l'urèthre en trois catégories, selon l'étendue des lésions, l'importance des phénomènes et des complications :

1° Cas graves ;

2° Cas légers ou bénins ;

3° Cas moyens ;

Dans les cas graves il peut y avoir rupture complète du canal et du perinée, dès lors il se produit un épanchement et une infiltration d'une grande abondance qui contribuent pour une grande part à produire le phénomène de la rétention d'urine.

Plus tard le besoin impérieux d'uriner se fait sentir, et, sous l'influence des efforts, où même inconsciemment, il s'écoule un peu d'urine qui s'infiltrant, par la déchirure du canal dans le tissu cellulaire, est le point de départ de vastes phlegmons gangréneux.

Notons que même dans ces cas graves, une certaine quantité d'urine peut suivre son cours ordinaire et arriver au méat malgré la déchirure.

Dans les cas bénins il n'y a qu'une simple éraillure du canal mais qui peut toutefois très bien s'accompagner d'uréthrorrhagie et de rétention d'urine complète. — Cette dernière cède toutefois bientôt facilement et quelquefois toute seule. Pourtant c'est le cas rare.

D'ailleurs les cas bénins et les cas graves sont les moins fréquents; les cas moyens sont autrement nombreux.

Dans ces cas moyens il y a toujours une déchirure partielle du canal de l'urèthre donnant toujours lieu à l'infiltration d'un peu d'urine, ne serait-ce qu'une goutte et partant, à un petit phlegmon qui évolue en abcès. — L'abcès se forme à peu près constamment, malgré qu'on ait laissé dès le début une sonde à demeure; il s'insinue, en effet, toujours un peu d'urine entre la sonde et les parois du canal.

Donc, en résumé, les phénomènes successifs qu'on observera seront :

1° Urèthrorrhagie dès l'accident;

2° Rétention d'urine bientôt après:

3° *Abcès.* — Au bout de huit à dix jours, quelquefois il n'a apparu qu'au bout de quinze. M. Duplay ne l'a jamais vu manquer.

### *Traitement.*

Deux indications : 1° Assurer le cours de l'urine ;

2° Prévenir et combattre l'infiltration.

Le cathétérisme remplira la première indication et la seconde en partie.

Il doit être bien fait.

On ne doit pas se servir d'une sonde métallique, car on ne pourrait la laisser à demeure.

Les sondes molles sont aussi défectueuses ; avec elles le le cathétérisme serait souvent impossible, car elles s'engageraient dans la déchirure et feraient fausse route au lieu d'arriver dans la vessie.

Il faut donc une sonde rigide terminée par un bout arrondi. A cet effet, on prend une sonde en caoutchouc vulcanisé (n° 8 ou 18), terminée par un bout bien arrondi, on engage dedans un mandrin qui entre juste et dont on a préalablement déterminé la courbure en rapport avec celle du canal.

On engage alors la sonde ainsi montée, en se rappelant que la rupture du canal est à la partie inférieure, on suit, avec le bec, tout le long de la paroi supérieure et l'on arrive directement, et sans craindre de fausse route, dans la vessie. On tire alors le mandrin et on fixe la sonde.

Mais le canal peut être tout à fait dévié, surtout s'il a été complètement rompu, et rendre alors le cathétérisme impossible. Dans ce cas il n'y a pas à hésiter devant l'imminence des dangers créés par la rétention d'urine, il faut inciser le périnée et pratiquer l'uréthrotomie externe. On tâchera alors de découvrir le bout postérieur du canal, ce à quoi on arrive assez aisément en voyant sourdre l'urine et on engagera la sonde en caoutchouc. En tous cas, ne trouverait-on pas ce bout postérieur, le service rendu au malade de le faire uriner par son périnée est capital.

Il est parfaitement entendu que dans tous les cas l'application de cataplasmes, de sangsues est insuffisante, inutile, sinon nuisible.

Quant à l'abcès que l'on aura le soin d'annoncer au malade ou à son entourage, on l'ouvrira directement. Il s'échappera les deux ou trois premiers jours un peu d'urine par cette ouverture; mais au bout de douze à quinze jours, la petite plaie du perinée se fermera en même temps que celle de l'urèthre et la guérison sera complète.

Sauf, toutefois, à prémunir le malade contre les suites des cicatrisations du canal, c'est-à-dire les rétrécissements qui sont de règle dans ces cas. — A cet effet, lui apprendre à se sonder lui-même et lui recommander expressément de se passer tous les huit ou dix jours, les n[os] 18 ou 20.

Paris, 24 juin 1880.

Tel est le résumé de la leçon remarquable qui m'a servi de guide et que je regrette de n'avoir pu donner telle qu'elle a été prononcée par l'éloquent chirurgien. J'y reviendrai, d'ailleurs, à mesure que la suite du sujet le demandera.

# CHAPITRE II

## APERÇU HISTORIQUE

Depuis longtemps on connaissait les rétrécissements consécutifs aux contusions du périnée.—Philippes,—Franc, etc.—Mais jusqu'à ces vingt dernières années on n'avait encore rien écrit au point de vue des lésions immédiates qui surviennent du côté de l'urèthre et du traitement qu'il convient de leur opposer.

Cette lacune est aujourd'hui à peu près comblée. — Les observations, les thèses, les mémoires, les discussions Académiques ne sont multipliées.

Les chirurgiens divers qui ont observé des cas de chute sur le périnée se sont surtout occupés de la conduite que doit tenir le praticien ; ils ont mis en avant divers procédés opératoires destinés à combattre soit les symtômes immédiats soit les complications ; mais j'y reviendrai à l'article du traitement.

Qu'il me suffise de citer leur nom à cette page, pour montrer quel intérêt a pris cette question et quels progrès elle doit avoir réalisés, maniée qu'elle a été par MM. les professeurs Verneuil,

Duplay, Le Fort, Trélat, Guyon (société de chirurgie —*Gazette des Hôpitaux*) Voillemier.

Des thèses nombreuses ont été également soutenues sur ce sujet, s'attachant soit à décrire de nouveaux symptômes ou de nouvelles complications jusque là inobservées, soit à préconiser un nouveau mode de traitement. — Je les mentionne dans leur ordre chronologique. — Ce sont celles de MM. Thibault (1863) Larmande (1867), Maheot (1870), Cazeaux (1872), Bacquer (thèse de Strasbourg) Bouteloup (1872), Manson (1871), Alphonse Petit (1877), Lequerré (1878).

Les contributions étrangères n'ont pas manqué n'ont plus ; je citerai surtout les observations de M. Teevan dans *The Lancet*, (1874-1877) ; de M. S. Cooper Forster in « *Guy's Hospital reports* » et enfin M. Bull. dans *New-York Médical Journal* (1878).

Mais ce sont surtout deux travaux récents qui ont le plus dit sur cette question : 1° le remarquable mémoire de M. Cras : Contribution à l'étude des lésions tranmatiques de l'urèthre dans la chute à califourchon. — Rapport de M. le professeur François Guyon sur ce mémoire. — Société de chirurgie, 1876, page 801 ; 2° la thèse pour l'agrégation de l'année 1878 de M. le docteur Terrillon, chirurgien des hôpitaux, qui est le travail le plus complet en la matière qui ait encore paru et qui a apporté un grand jour dans des questions restées encore obscures, particulièrement sur la question anatomo-pathologique. On trouvera d'ailleurs dans le courant de cette étude plusieurs conclusions tirées de cet ouvrage et qui nous ont paru irréfutables. — Citons encore les études anatomo-pathologiques de MM. Poncet, et Ollier.

## CHAPITRE III

### CAUSES, SIÈGES. — MÉCANISME ET ANATOMIE PATHOLOGIQUE DES LÉSIONS URÉTHRALES PAR CONTUSIONS DU PÉRINÉE.

I. *Causes*. — Je ne ferai que mentionner les causes par leur ordre de fréquence.

En première ligne viennent les chutes à califourchon sur un corps résistant, une barre, un banc, une planche, etc. Accident fréquent chez les marins, les enfants, les maçons, etc.

En second lieu, les contusions par coups de pied de chevaux, d'hommes, etc. ; ou par un instrument coutondant quelconque, ce qui est plus rare.

Il n'y a guère qu'un détail intéressant à noter dans l'étude des causes, c'est que les lésions seront ordinairement d'autant plus graves que le corps contondant sera plus étroit ; il est évident en effet qu'un corps large serait arrêté par les tubérosités ischiatiques et n'intéresserait guère le périnée ; les lésions, toutes choses égales d'ailleurs, seront proportionnées naturellement à la violence du choc.

II. *Siège*.—La portion périnéale du canal de l'urèthre est anatoniquement subdivisée en portions prostatiques, musculeuse et bulbeuse. Mais au point de vue chirurgical particulièrement dans le sujet qui nous occupe, il vaut peut-être mieux établir une division basée sur les rapports de l'organe que sur sa constitution. C'est ainsi que j'admettrai trois portions en toute la longueur du canal de l'urèthre.

1° La portion pénienne, portion libre s'étendant du ligament suspenseur à l'extrémité libre.

2° La portion périnéale antérieure ou superficielle, est cette partie qui est immédiatement au-dessous et au devant de la symphise pubienne et correspond à la portion bulbeuse.

3° La portion périnéale profonde, comprenant les portions membraneuse et prostatique, est caractérisée par la fixité que lui donnent les aponévroses qui l'entourent.

La première portion peut être le siège des lésions par coutusions directes, mais elles n'entrent pas dans notre cadre.

La situation profonde de la troisième portion en rendent la contusion difficile; les lésions en sont rares, exigent pour se produire des chocs violents et partant sont toujours très-graves.

C'est donc la deuxième portion, la périnéale superficielle ou bulbeuse qui est le siège le plus fréquent, je dirai habituel des lésions. Sa situation en dehors de la membrane résistante qui ferme le périnée en bas; c'est-à-dire très superficielle, et de plus la présence immédiatement en arrière et au-dessus d'une masse résistante formée par la symphise du pubis expliquent bien que ce soit là le siège d'élection des lésions uréthrales.

C'est à tel point que M. Cras soutient que toutes les fois que l'examen a été fait attentivement on a trouvé la région bulbeuse atteinte.

M. Terrillon est moins absolu, mais il déclare qne les autopsies semblent donner raison à M. Cras.

Voici d'ailleurs ses remarquables conclusions :

« La rupture de l'urèthre dans les chutes sur le périnée ou à la suite de contusions directes de cette région a lieu dans la grande majorité des cas au niveau de la partie moyenne ou antérieure du bulle.

« Il reste toujours en avant de l'aponévrose de Carcassonne un lambeau du canal ayant une longueur qui varie de un à trois centimètres. »

D'après le même chirurgien les lésions de la portion périnéale n'arrivent pas par de simples contusions du périnée, mais par d'autres causes, comme les fractures du pubis, par exemple.

Quant à la portion prostatique, le seul cas que l'on en cite est de Velpeau, mais il s'accompagne de telles lésions qu'il ne saurait compter dans cette étude.

Donc, étant donné que le canal de l'urèthre ne saurait être rompu que dans sa portion spongieuse, il reste à savoir comment se fait cette rupture et quels sont ces caractères.

III. *Mécanisme de la rupture.*— La controversion est grande à ce sujet.

Franc, Reybard, Cras, Terrillon, Ponchet et Ollier ont, à ce sujet, des opinions diverses, dans les détails desquelles il ne m'est pas loisible d'entrer, vu les limites de ce travail. Je pense seulement que les parois du canal étant comprimées entre deux corps solides l'arcade pubienne et le corps contondant, l'un des deux ou tous les deux peuvent agir comme arète tranchante et déterminer une rupture partielle ou totale du canal, supérieure ou inférieure.

Nous verrons plus loin, aux caractères de la rupture, que M. Terrillon a trouvé que généralement s'il y a rupture partielle elle est à la partie inférieure, au contraire de MM. Ponchet et Ollier.

Serait-ce que chez le premier les instruments contondants de plus minces calibres auraient été l'arête tranchante, et qu'au contraire les seconds s'étant servis de corps volumineux, ce serait l'arcade pubienne qui aurait constitué cette arète?

La question est encore douteuse, et de nouvelles expériences nécessaires; c'est là d'ailleurs un sujet plein d'intérêt au point de vue scientifique, mais sans grande importance au point de vue clinique.

IV. *Caractères de la lésion et anatomie pathologie.* — Les caractères de la rupture sont nombreux et variables.

Si l'on considère sa forme, elle peut être :

Linéaire ou déchiquetée.

D'après sa direction;

Elle sera traversale ou longitudinale.

D'après son étendue;

Elle sera complète ou incomplète.

D'après sa profondeur;

Elle pourra intéresser la muqueuse seule (superficielle) ; ou le tissu spongieux seul, interstitielle (Terrillon); ou les deux à la fois ; ou enfin et à la fois : la muqueuse, le tissu spongieux et l'enveloppe fibreuse.

Les symptômes, le pronostic et le traitement peuvent varier en conséquence.

C'est ainsi que la rupture longitudinale n'aurait pas de rétrécissements consécutifs (Thèse de Petit, Paris, 1877); malheureusement, c'est la plus rare, et M. Terrillon la considère comme exception.

La rupture complète exposera autrement à la rétention d'urinee absolue et à l'infiltation urineuse que l'incomplète. Si le une tissu spongieux est seul lésé, rupture interstielle de Terrillon, il n'y aura pas d'uréthrorrhagie au moins dans le premier et le deuxième jour après l'accident, car, plus tard, la muqueuse pourra se déchirer par ulcération secondaire et donner une hémorrhagie le deuxième ou le troisième jour.

Le cathétérisme sera toujours difficile vu le gonflement inflammatoire, qui est de règle quel que soit le caractère de la rupture; mais on conçoit combien cette difficulté peut avoir de degrés; généralement praticable dans le cas de rupture superficielle et incomplète; il est très difficile, quelquefois impossible, dans la rupture interstitielle à cause de l'épanchement sanguin qui soulève la muqueuse; à peu près toujours impraticable dans la rupture complète.

En tous cas, un caractère commun à tous les genres de ruptures, excepté si l'on veut à la rupture longitudinale, d'ailleurs d'une rareté voisine de l'absence, c'est la cicatrisation de la lésion.—Les fibres élastiques ne se reproduisent pas, et sont remplacées par un tissu fibreux complètement inextensible (Robin, Cadiat), d'où le rétrécissement constant après rupture du canal.

Notons, avec la plupart des chirurgiens parmi lesquels MM. Duplay et Terrillon, que la rupture incomplète siège ordinairement en bas, contrairement à ce que pensent Ollier et Ponchet. C'est là un fait très important et d'une indication capitale pour le cathétérisme.

MM. Cras, Voillemier n'admettent pas les ruptures complètes au début : « malgré les apparences contraires dans la chute à califourchon, la déchirure est incomplète au début. »

Cette conclusion n'est ni démontrée ni généralement acceptée. La division ci-dessus serait donc incomplète dans l'état de la science, si l'on n'y faisait entrer les ruptures complètes même pour ce qui regarde la région dont nous nous occupons, c'est-à-dire la portion périnéale superficielle du canal de l'urèthre.

V. — *Lésions concomitantes.* — Je ne quitterai pas l'étude de l'anatomie pathologique sans dire un mot des lésions concomitantes en dehors du canal de l'urèthre; un seul mot, car c'est presque sortir du plan que je me suis tracé.

Ce sont des décollements sous-cutanés à la région périnéale antérieure sous aponévrotiques, décollements qui deviennent le siège d'épanchements sanguins (tumeur périnéale).

Ces foyers s'enflamment souvent; pour Duplay c'est la règle, huit fois sur dix ; surtout s'il y a contact de l'urine qui détermine la formation d'abcès, voire de phlegmons.

On a signalé encore des décollements de l'aponévrose de Carcassonne (St-Germain); des déchirures du ligament triangulaire et l'arrachement des corps caverneux, etc.; toutes lésions qui peuvent passer inaperçues.

Les fractures du pubis sont exceptionnelles dans les contusions du périnée.

---

## CHAPITRE IV

### SYMPTOMES. — MARCHE. — COMPLICATIONS.

I. — *Symptômes.* — Rien de mieux connu, de plus précis et de plus fidèle en clinique que les symptômes des lésions uréthrales dans les contusions du périnée. — Ces symptômes constants et caractéristiques sont :

1° La douleur ;

2° L'uréthrorrhagie ;

3° La rétention d'urine.

Toutes les fois que l'urèthre est rompu, ces trois symptômes ne manquent jamais; de plus, ils doivent être les seuls; un nouveau signe comme une tumeur, de la fièvre intense, etc., serait dû à une complication.

Un mot sur chacun de ces symptômes cardinaux :

1° La douleur est brusque, localisée, et ordinairement très vive : elle peut aller jusqu'à la syncope. Plus tard s'ajoute encore la douleur occasionnée par le passage de l'urine sur la muqueuse rompue.

2° *Uréthorrhagie.* — On n'a qu'à se rapporter aux divers caractères que j'ai reconnus à la rupture de l'urèthre pour comprendre combien ce symptôme sera variable dans son intensité. — Toutefois il manque rararement.—Et si on est appelé auprès d'un malade affligé de rétention immédiate après un choc sur le périnée et qui n'aura pas vu sourdre par le méat urinaire même une goutte de sang, il sera raisonnable de diagnostiquer la forme de rupture interstitielle et de s'attendre à un écoulement de sang le deuxième ou le troisième jour, hémorrhagie tardive qui vérifiera le diagnostic.

Un caillot ne pourrait guère se former d'emblée et empêcher tout écoulement de sang à l'extérieur et en imposer ainsi pour une rupture interstitielle.

Toutefois il faudrait se garder de baser son pronostic sur l'abondance de l'hémorrhagie. Il est patent qu'une rupture même peu étendue du bulbe et de la muqueuse, si elle a atteint et ouvert une artère bulbeuse, donnera une grande quantité de sang et sera pourtant bien moins grave qu'une rupture complète, intéressant tous les tissus du canal, qui donnera peu de sang par suite de la formation rapide de caillots et qui n'en sera pas moins le point de départ des accidents consécutifs les plus sérieux.

Donc l'urétrorrhagie ne servira guère qu'au diagnostic : 1° rupture de l'urèthre; 2° rupture interstitielle si elle manque. — On ne saurait lui demander aucune autre indication sur le caractère de la rupture.

*Rétention d'urine.* — Mais le plus important et le plus grave des phénomènes est sans contredit celui de la rétention d'urine. C'est presque à lui seul que doit s'adresser le traitement immédiat de la rupture de l'urèthre, s'il n'y a aucune complication.

Elle est de règle et peut être immédiate ou secondaire, quelquefois même intermittente.

Ces trois modes d'être ont chacun une signification utile à déterminer.

La rétention immédiate sera le signe d'une lésion grave; elle est due à l'oblitération du canal complète dès le début, c'est-à-dire soit à un épanchement sanguin abondant infiltré dans les tissus, soit à la rupture étendue du canal et à l'occlusion complète de la lumière du bout antérieur.

Un symptôme concomitant sera alors, dès le début, la formation d'une tumeur périnéale volumineuse pouvant aller jusqu'aux dimensions de tête de fœtus et de chapeaux (expressions des auteurs).

Et encore une infiltration urineuse abondante pouvant s'étendre jusqu'à l'ombilic et à la partie supérieure des membres inférieurs (observat. de Guys' hospital).

Il est vrai qu'on ne peut pas toujours assigner un caractère aussi malin à la rupture de l'urèthre dans le cas de rétention immédiate; quelquefois elle sera due au spasme sympathique de la portion membraneuse; mais dans ce dernier cas la rétention aura un autre caractère, celui de céder bientôt spontanément.

La retention secondaire est la plus commune, en général elle est due à ce que j'ai décrit sous le nom de gonflement inflammatoire. Elle n'aura pas de valeur diagnostique et surtout pronositque précise.

Quant à la rétention intermitente elle est symptomatique de la formation et de l'expulsion successives de caillots, aucun autre caractère anatomique des lésions ne saurait l'expliquer.

Mais si ces symptômes ne permettent pas de diagnostiquer la gravité de la rupture immédiatement il est un moyen d'investigation qui peut donner des renseignements assez précis au début. Je veux parler du cathétérisme. — Il est certain que les cliniciens se basent souvent sur la façon dont ils ont pu sonder leurs malades pour les ranger dans les diverses catégories de cas légers, moyens ou graves ; ce que ne permettraient souvent pas de faire les symptômes primordiaux avant l'apparition des complications.

*Marche et complications.* — Une rupture de l'urèthre quelle qu'elle soit, évolue toujours au rétrécissement.

La durée de cette évolution est plus ou moins longue et très variable depuis le 24e jour et moins (observation personnelle) jusqu'au deuxième et troisième mois.

Le rétrécissement est le terme des cas légers comme des cas graves (Guyon).

Il se présente sous des formes diverses, tantôt et le plus souvent constitué par des brides de tissu fibreux inextensible, il l'est quelquefois par des bourrelets de la muqueuse et même de vraies valvules (Guyon).

Dans l'intervale de cette transformation il y a une série de phénomènes constants, qui constituent la vraie marche de la lésion urèthrale ; et des phénomènes contingents qui constituent les complications.

Les phénomènes constants sont les hémorrhagies consécutives souvent déterminées par le cathétérisme ; la suppuration de l'érosion d'où l'écoulement constant de muco-pus par le canal de l'urèthre ; et la formation d'un abcès qui, pour M. Duplay, est constante et dont on doit avertir le malade ainsi qu'il le dit dans sa clinique. Elle est due à ce que, à moins de complications plus graves, la tumeur périnéale s'abcède habituellement.

Les phénomènes contingents ou complications sont par ordre de fréquence :

1° L'infiltration urineuse, complication des plus graves à laquelle sont dûs la plupart des cas de mort à la suite de rupture de l'urèthre

2° L'urémie, complication également mortelle, ma troisième observation en est un cas ;

3° La transformation de la tumeur périnéale en phlegmon gangréneux qui peut diffuser et entraîner les désordres les plus grands même la mort.

4° La formation de fistules urineuses plus ou moins nombreuses, quelquefois indélibiles ;

5° Enfin je mentionnerai une complication grave que je n'ai pas trouvée dans les divers auteurs, et dont, à ma connaissance, il n'existe que deux observations dans la science, l'une de M. le docteur Duplay, l'autre de M. le docteur Lannelongue. Je veux parler de l'érysipèle consécutif aux incisions périnéales dans le traitement des infiltrations urineuses ou des abcès. Dans l'observation de M. Duplay, le malade mourut rapidement. (*Voir* l'analyse de l'observation à la fin de la thèse).

Dans celle de M. Lannelongue (citée par M. Terrillon) l'érysipèle développé au dixième jour, guérit, et le malade sortait le trente-septième jour de l'hôpital.

---

# CHAPITRE V

## INDICATIONS ET TRAITEMENT.

Avant d'aborder les détails de ce chapitre que la leçon clinique du professeur Duplay me fera cependant abréger pour ne pas abuser des redites, un mot sur le diagnostic et le pronostic de l'affection qui nous occupe.

*Diagnostic.* — La rupture du canal de l'urèthre par contusion ou chute sur le périnée, étant donnés ses caractères pathognomiques et les commémoratifs qui, à eux seuls, suffiraient, ne saurait être confondue avec rien. Je n'insiste pas sur un sujet sans intérêt.

*Pronostic.* — Le pronostic est chose autrement importante, et si je ne lui consacre pas un chapitre spécial, c'est que j'ai eu soin en décrivant les symptômes et surtout les complications, de déterminer la gravité de chacune.

D'ailleurs il ne saurait jamais être favorable, la guérison complète étant impossible, excepté peut-être dans le cas de rupture longitudinale s'il existe (thèse de Petit), et un rétrécissement étant loin d'être une affection bénigne; mais ce sera surtout les complications qui aggraveront le pronostic immédiat.

Je passe à l'étude complexe du traitement, que la clinique du professeur Duplay a pourtant bien simplifié dans mon esprit.

Chaque clinicien a eu son mode de voir dans cette question; chacun s'est proposé une indication spéciale.

Les premiers se sont attachés à combattre les accidents et les complications à mesure de leur apparition, ont pratiqué par conséquent ce que l'on appelle en thérapeutique générale la méthode expectante. Employant au début des moyens anodins, sangsues, cataplasmes, etc., ils laissent la lésion accomplir son évolution toute seule. Cette méthode, encore en honneur dans certains pays, est presque abandonnée en France, c'est-à-dire à Paris; cependant une thèse récente, celle de M. Lequerré (1878), préconise encore cette méthode et les trois observations qui sont la base de ce travail, trois observations de cas graves ayant eu une issue heureuse semblent démontrer qu'elle n'est pas sans valeur au point de vue des résultats.

Cependant la deuxième méthode préventive et prévoyante en grand honneur en Angleterre et en Amérique et qui a de nombreux partisans parmi les éminents chirurgiens de cette Faculté, me parait autrement scientifique et rationnelle. Les résultats qu'elle a donnés, d'ailleurs, ne le cèdent en rien à ceux de la méthode antérieure, au contraire. Aussi me rangerai-je avec toute confiance à la pratique anglaise et américaine et surtout à celle de MM. Verneuil, Duplay, Guyon, Cras, etc.; et la méthode opératoire à laquelle je donnerai la préférence, dans cette partie la plus intéressante de ce court travail, sera-t-elle la méthode préventive et prévoyante.

Mais il est nécessaire de bien arrêter la base de mon traitement. — Cette base est fondée sur les indications. — Les indications sont naturellement fournies par les phénomènes que j'ai étudiés. — Or ces phénomènes sont rangés dans mon esprit en deux ordres, ainsi que je l'ai développé dans le précédent chapitre. — Les uns sont les phénomènes constants, qu'il serait impardonnable de ne pas prévoir et partant de ne pas combattre préventivement, les autres sont les complications, phénomènes contingents, mais pas assez rares pour que l'esprit du praticien ne soit continuellement en éveil à leur sujet, quitte s'il ne peut pas les prévenir, ce qui souvent serait d'une difficulté insurmontable, du moins à les saisir dès leur première apparition et à les combattre immédiatement.

Tel est le plan général de thérapeutique que j'adopte ici ; je vais le développer et l'appliquer en détail dans les pages suivantes :

I. *Indications tirées des phénomènes constants.* — Ce sont de beaucoup les plus importantes pour moi étant générales.

*La douleur* provoquée au moment de l'accident ne saurait être combattue; celle que j'ai signalée comme étant due au passage de l'urine sur une portion érodée de la muqueuse uréthrale, sera à mon avis heureusement palliée par la sonde à demeure.

L'*hémorrhagie* est déjà un phénomène plus important, et nécessité parfois l'intervention du chirurgien.—Le cathétérisme répété ne pourrait que l'activer ou la faire renaître; mais l'application de la sonde à demeure sera encore ici d'un profond secours et le meilleur moyen qu'aura le chirurgien de comprimer les parties saignantes.

Mais le phénomène constant capital; celui qui peut entrainer les plus graves désordres, celui enfin contre lequel on devra agir de tout son pouvoir est certainement la rétention d'urine. Il faut l'empêcher de toute nécessité. Le cathétérisme, s'il est possible, l'empêchera bien d'abord, mais que de séances de sondage ne sera-t-on pas obligé de faire qui ne seront pas d'ailleurs sans gravité. Aussi pour moi, dès le début de l'accident, malgré que l'urine sorte encore par le méat, il faut quand même placer une sonde à demeure; ce sera un excellent moyen préventif contre la retention du deuxième jour due au gonflement inflammatoire. — Mais la rétention d'urine peut ne pas être tardive et se manifester tout d'abord. Ici encore l'indication me paraît précise : le cathétérisme essayé, s'il est possible, poser immédiatement la sonde à demeure ; s'il est impossible il n'y a pas à hésiter, il faut pratiquer immédiatement l'uréthrotomie externe.— L'uréthrotomie externe peut ensuite permettre l'application de la sonde à demeure, ce qu'il ne faudra jamais négliger d'essayer de faire ; et, en tous cas, elle sauve le malade qui n'a que cette alternative qu'a énergiquement exprimée Heister « de pisser ou de périr. »

La ponction de la vessie pourrait remplir cette indication immédiate, mais ne vaut certes pas l'uréthrotomie qui pourra combattre encore efficacement d'autres complications sur lesquelles nous reviendrons.

— Un quatrième phénomène constant, c'est l'abcès périnéal. — Ici il n'a qu'une indication. — On précisera qu'il doit se former le sixième ou le septième jour, et on l'ouvrira largement au bistouri, dès le début.

Enfin il en est un dernier, le terme fatal de la rupture de l'urèthre, c'est le retrécissement que l'on serait impardonnable de ne pas prévoir, de ne pas reconnaître et combattre dès son apparition.

Telles sont les indications précises et constantes, correspondantes aux symptômes constants. Je n'ai fait que mentionner le procédé opératoire qui convient à chacun, il est bon d'en déterminer les règles et les effets.

J'étudierai successivement donc les règles d'application de la sonde à demeure; celles de l'uréthrotomie; celles de la dilatation consécutive du canal de l'urèthre. Inutile de dire que dans cette étude, je n'ai pas la prétention de mettre du mien, n'ayant nullement autorité pour cela, et que je m'en tiendrai à la pratique des chirurgiens qui ont fait leurs preuves.

*De la sonde à demeure.* — L'application de la sonde à demeure est d'un usage général aujourd'hui; et les services qu'elle rend sont réellement très grands en assurant le cours de la plus grande partie de l'urine.

M. Terrillon, dans son remarquable travail, donne les conclusions suivantes au sujet de son emploi, conclusions qui me paraissent parfaites pour la plupart :

« 1° La sonde sera introduite autant que possible aussitôt après l'incision périnéale.

« 2° Elle sera de calibre assez gros, de façon à obturer assez exactement le calibre de l'urèthre; elle sera percée aux deux bouts et maintenue ouverte.

« 3° Fixée avec soin, de façon à ne pas dépasser beaucoup le col vésical, elle sera maintenue dans un des plis inguinaux, tantôt d'un côté, tantôt de l'autre.

4° Fréquemment changée pendant les premiers jours, si l'on se sert d'une sonde en gomme ; elle pourra rester intacte pendant quatre ou cinq jours si elle est en caoutchouc vulcanisé.

5° Enfin, le séjour de la sonde ne doit pas être trop prolongé ; huit ou dix jours au plus suivant les cas. Jamais elle ne doit rester jusqu'à guérison complète, car elle retarde la fermeture de l'incision périnéale et peut amener du côté du canal de la vessie des accidents sérieux. »

J'ajouterai cependant à ces conclusions, non à titre de correctif, mais à titre de complément que l'on peut et l'on doit cathétériser et poser la sonde à demeure avant de faire l'incision périnéale ; c'est d'ailleurs la pratique de M. Duplay, ainsi que l'on peut en voir un exemple dans l'observation I^re^ à la fin de cette thèse, et aussi que l'on peut laisser la sonde à demeure pendant plus de dix jours quelquefois, de quinze à vingt (même observation) si elle est supportée et si on le juge nécessaire, sans autre inconvénient que de retarder de quelques jours la fermeture de la cicatrice urèthrale et périnéale. D'ailleurs, M. Terrillon, lui-même, fait remarquer un peu plus loin à ce sujet, que la tolérance doit être la règle et que dans tel cas on ne pourra la laisser que cinq ou six jours, dans d'autres beaucoup plus longtemps.

En résumé, se servir d'une sonde rouge selon la recommandation de MM. Verneuil, Guyon, Cras, etc.

La prendre assez forte, n° 17 ou 18.

Essayer de tous les artifices de la pratique pour l'introduire. Un très bon moyen est d'en faire le fourreau d'un mandrin métallique auquel on a préalablement donné une courbure convenable. Conduire la sonde ainsi montée, délicatement, le bec toujours en contact avec la paroi supérieure du canal de l'urèthre (clinique de M. Duplay). On peut aller, dans certains cas, jusqu'aux moyens chirurgicaux, urèthrotomie, quelquefois ponction de la vessie, pratique commune et qui a rendu des services.

Enfin, laisser la sonde en place de dix à quinze jours au plus, à moins qu'elle ne soit mal supportée, en ayant soin toutefois de la changer tous les quatre ou cinq jours.

*Uréthrotomie externe.* —Cette opération dont nous avons indiqué les indications, sera pratiquée de la façon suivante. — Le malade couché sur le dos et chloroformisé, le périnée préalablement rasé on fait relever sur le ventre, par un aide, la verge et les testicules. — Certains chirurgiens (Ollier) introduisent d'abord une sonde dans la partie antérieure du canal; la plupart non. — On incise alors longitudinalement, de la racine des bourses à l'anus, la tumeur périnéale dans toute sa longueur. — On déterge rapidement et on avance peu à peu; après avoir coupé sur la sonde cannelée l'aponevrose superficielle du périnée, on arrive bientôt au niveau de la lésion uréthrale. Dès ce moment la miction est souvent possible, et le malade est sauvé; car il est capital de le faire uriner, si c'est impossible par l'urèthre, ce doit être par un trajet fistuleux ouvert au périnée. — Mais alors il est une autre indication, — C'est de tâcher de passer la sonde à demeure à cette fin de ne pas laisser persister le trajet fistuleux et de faire suivre à l'urine son cours naturel.

Ce deuxième temps est très délicat, et très difficile. — Une sonde introduite par le méat fait facilement trouver le bout antérieur, mais le bout postérieur échappe souvent à la vue du chirurgien; un bon moyen pratique, c'est de tâcher de voir sourdre un peu d'urine, il est certain que le bout postérieur est à ce niveau, on le saisit et on passe dedans le bout de la sonde que l'on pousse dans la vessie; si la lumière n'était pas assez grande on l'agrandirait par une incision. —Tous les chirurgiens recommandent de chercher ce bout postérieur au moment même de l'opération, plus tard la recherche offrirait plus de difficultés.

Nous ne dirons qu'un mot de la ponction de la vessie, moyen aujourd'hui presque abandonné pour combattre la retention d'urine et qui peut pourtant rendre des services. — La plupart des chirurgiens, sauf toutefois M. Lefort, font cette ponction avec l'appareil de Dieulafoy, et ordinairement à la région hypogastrique.

Dans ce procédé opératoire on a encore essayé et à juste raison d'introduire une sonde rouge, qu'on pourrait laisser à demeure, d'avant en arrière. — On a réussi, pas souvent, car c'est une opération très délicate et difficile.

Quant au procédé de dilatation du canal rétréci, il sera le suivant. — Dès que le rétrécissement dont on attend l'apparition sera constitué, en introduisant des petites sondes Béniqué n° 20 et 21.—Tous les jours d'abord on fera une séance de cathétérisme jusqu'à ce que peu à peu on soit arrivé à introduire facilement le n°45. — Alors on pourra ne faire de séance que tous les deux jours; puis tous les huit.—Enfin on apprendra au malade à se sonder lui même, de temps en temps avec recommandation expresse de ne pas négliger cette pratique sous peine de prompte réapparition du rétrécissement.

Tel est le traitement précis à opposer aux accidents constants.

Celui des complications sur lequel j'insisterai moins l'est tout autant.

La première est la plus terrible des complications, la plus fréquente en même temps que la plus dangereuse, est de beaucoup l'infiltration urineuse. Elle peut être rapide, se faire dès le premier jour et le malade arriver avec le perinée, les bourses, le haut des cuisses, et quelquefois tout le bas-ventre envahis. — La complication est, dans ce cas, mortelle, l'urémie, l'infection purulente sont là imminentes à chaque instant pour emporter le malade. La seule médication est d'ouvrir les foyers urineux; mais on n'arrivera pas, si l'infiltration est vaste, à arrêter le sphacèle de certaines parties.

Mais si l'infiltration n'est pas primitive, est-ce qu'il est des moyens préventifs contre cette funeste complication? Certes oui, et ici encore c'est la sonde à demeure qui jouera le plus grand rôle. Elle n'empêchera certainement pas complètement l'infiltration d'urine, car il en passera toujours une petite quantité, quoiqu'on fasse entre la sonde, bien qu'assez grosse, et les parois du canal. Mais cette quantité sera minime, et tout son pernicieux effet se bornera à faire évoluer en abcès la tumeur périnéale, qui communique avec l'urèthre. L'incision mettra alors à l'abri de plus fâcheux accidents. Il est évident que si le périnée a été incisé au préalable, soit pour faire uriner le malade, soit pour poser la sonde à demeure, le chirurgien aura mis son client dans les meilleures conditions pour résister à une infiltration urineuse.

Le phlegmon gangréneux sera prévenu également par la même méthode et une fois produit, ne pourra disparaître qu'après la chute complète de l'escharre. Des incisions nombreuses seront utiles pour en empêcher la diffusion.

Quant aux fistules, l'urémie et l'érysipèle, je n'entrerai pas dans les détails de leur traitement, parce que cela m'entraînerait trop loin de mon sujet.

Je noterai, cependant, combien au point de vue des fistules consécutives, il est important après l'uréthrotomie de poser la sonde à demeure; elle seule est le préservatif à peu près certain. Quant au manuel opératoire qu'elles nécessitent pour leur guérison, je me contenterai de renvoyer aux traités de chirurgie spéciaux.

Il est facile de voir que dans le traitement sus-décrit, c'est la sonde à demeure qui joue le rôle capital, elle seule remplit les indications nombreuses de traitement curatif et préventif. On devra l'essayer, la réessayer par tous les moyens.

L'uréthrotomie, la ponction de la vessie ne sont que des succédanés, des adjuvants, qui peuvent remplir, à un moment donné, une indication capitale, et surtout précieux, parce qu'ils permettront le plus souvent l'application de la sonde à demeure.

J'ai à dessein complètement passé sous silence, les petits moyens de traitement tels que sangsues, cataplasmes, etc., je n'en dirai un mot, ici, que pour faire l'histoire, aussi complète que possible du traitement des ruptures de l'urèthre, et pour signaler l'inutilité complète de cette médication. S'en tenir absolument, même au début, à ces moyens curatifs serait indigne d'un praticien et coupable.

# CHAPITRE VI

## OBSERVATIONS

Observation I. — (*personnelle*). — Henri F... âgé de 14 ans, faisait de l'équilibre sur le dossier d'un banc du boulevard, il tombe à califourchon sur le dit dossier, le 15 juin, à 7 heures du soir. Il ressent une vive douleur immédiatement en arrière de la racine des bourses et aussitôt se manifeste l'apparition d'une tumeur.

L'uréthrorrhagie est très-abondante.

La miction est possible quoique pénible jusqu'à minuit.

A partir de cette heure, l'urine ne passe absolument plus.

Le 16, un médecin est appelé.

Le cathétérisme est impossible. La tumeur pérénéale est grosse comme un œuf de pigeon. Douleurs à l'hypogastre.

On place 4 sangsues sur le périnée. Le même jour, à 8 heures du soir, il rentre à l'hôpital Lariboisière, salle saint-Ferdinand.— Le soir même, l'interne de la salle, M. Netter, arrive à le sonder assez facilement.

Le 17.— Le docteur Duplay, chef de service, place une sonde

à demeure, ce à quoi il arrive assez facilement grâce au mandrin conducteur et le soin qu'il prend de bien faire suivre au bec de la sonde la paroi supérieure du canal.

Le 18. — La sonde est assez bien supportée. Fièvre légère.

Le 21. — Fièvre assez intense, 39,2. La tumeur est devenue fluctuante, c'est-à-dire s'est transformée en abcès. M. Netter l'ouvre largement il s'établit une fistule par laquelle passe une notable quantité d'urine.

A partir de ce jour, on ne pratique plus que la sonde à demeure qui est remplacée de 4 en 4 jours, toujours avec le secours du mandrin.

La fièvre est tombée complètement dès le troisième jour.

La sonde à demeure est laissée pendant trois semaines. Tout ce temps, une légère quantité d'urine continue à passer par la plaie du périnée.

Le 12 juillet on retire complètement la sonde ; dès ce moment l'urine ne passe plus par le trajet fistuleux qui se ferme deux ou trois jours après. Mais immédiatement se manifeste un rétrécissement qui est traité par le cathétérisme avec les sondes Béniqué. Il cède peu à peu, le malade sort le 27 juillet, son urèthre reçoit le 45 Béniqué. On lui recommande de venir se faire sonder tous les 8 jours.

Je le trouve le 31, il vient se faire sonder, le n° 45 est facilement introduit ; on le laisse à demeure pendant un quart d'heure.

Cette observation donne plus d'un enseignement et concorde

en beaucoup de points, je crois, avec la description générale que j'ai donnée de la lésion.

Je me contenterai d'appeler l'attention sur quelques points de l'histoire de cet enfant :

1° La formation de l'abcès périnéal s'accompagnant d'une fièvre assez forte.

2° L'innocuité de la sonde à demeure qui resta en place pendant trois semaines ; persistance du trajet fistuleux et d'une suppuration légère tout le temps qu'elle fut en place; mais guérison rapide de la plaie, dès qu'elle eut été enlevée.

3° Enfin la rapidité de formation du rétrécissement, qui apparut dès le vingt-cinquième jour. A mon avis cette rapidité de formation du rétrécissement serait signe que la rupture de l'urèthre a été assez étendue et grave.

Les deux observations suivantes ne m'appartenant pas, je n'en donne qu'une analyse succinte, m'attachant au caractère intéressant de chacune.

Observation II. — La première est celle du premier cas que j'ai vu dans les hôpitaux de la gravité des contusions du périnée.

G... était un cultivateur qui avait reçu un coup de pied de son âne sur le périnée : cette contusion, assez mal soignée, fut la cause d'un rétrécissement intense bientôt compliqué de la formation de calculs vésicaux. — Il entra à l'hôpital Saint-Eloi, à Montpellier, au début de l'année 1878. — Successivement soumis à l'uréthrotomie interne, la lithotomie, la dilatation progressive (sondes Beniqué) sans résultats, enfin à l'uréthrotomie externe, le malade succomba à la fièvre urineuse, dont il avait eu d'ailleurs plusieurs accès auparavant.

Je ne cite cette courte analyse que pour dire combien on doit insister sur la formation du rétrécissement et assurer au malade qu'il ne sera jamais guéri.

Observation III.—La seconde dont je ne donnerai aussi qu'une courte analyse est celle d'un maçon de 40 ans, D..., tombé à califourchon et de haut sur l'angle d'une pierre. Il présentait un des cas graves de contusions du périnée. Il avait de l'infiltration urineuse et de larges incisions avaient été faites. Enfin on avait pu placer la sonde à demeure et le malade était en bonne voie de guérison lorsqu'il fut emporté par un érysipèle qui débuta sur le pourtour des plaies du périnée.

Je ne cite cette courte analyse de l'observation que pour appeler l'attention sur cette complication rare des ruptures de l'urèthre lorsqu'on a été obligé de faire l'incision du périnée.

Je terminerai enfin en citant une observation de M. Bull, tirée du *New-York medical Journal* (1879).

Observation IV. — Rupture de l'uréthre après une contusion du périnée. — Autopsie.

Un homme de 40 ans entre à Chambers street Hospital, 36 heures après avoir reçu une forte contusion sur le perinée. Il n'avait pas uriné depuis le choc et souffrait beaucoup à la région hypogastrique. Il avait tous les signes d'une infiltration urineuse dans le périnée et le scrotum. A la percussion, on constatait que la vessie était distendue, jusqu'au niveau de l'ombilic et tout catheter introduit s'arrêtait à cinq doigts et demi à partir du méat. On fit une prompte section périnéale et on posa une sonde à demeure. Le troisième jour le malade mourut de thrombose cardiaque, il avait le cœur et les reins gras.

Quant à l'urèthre, il était complètement rompu, juste au niveau de la jonction de la portion bulbeuse avec la portion membraneuse, et ses extrémités séparées par un espace d'un doigt étaient enfoncées. Cet espace ou cavité de la grosseur d'un petit œuf de poule était en rapport avec la paroi antérieure du ligament triangulaire et limitée en avant par les tissus déchirés et en bouillie du périnée et du bulbe. L'incision périnéale était arrivée d'emblée dans cette cavité. La vessie et les autres parties du canal de l'urèthre étaient intacts.

Ce qu'il y a de plus remarquable dans cette observation, c'est le siège de la lésion peu habituel; ordinairement il est à un centimètre et plus en avant.

## CONCLUSIONS

Je terminerai ce travail en réunissant les quelques règles que je me suis faites au point de vue du traitement des lésions qui nous occupent, sans rien préjuger toutefois, de leur absolue valeur :

1° Pratiquer le cathétérisme aussitôt que possible et par tous les moyens : sonde molle, — sonde métallique, — uréthrotomie externe.

2° Laisser une sonde à demeure pendant environ trois semaines, en ayant soin de changer tous les quatre jours.

3° Avoir bien soin d'ouvrir l'abcès qui est à peu près constant vers le 6e ou 7e jour, quelquefois un peu plus tard.

4° Combattre les complications par les moyens ordinaires.

5° Songer aux rétrécissements inévitables et les soigner dès qu'ils apparaissent; habituellement le 3e ou 4e jour après que la sonde a été définitivement retirée.

# QUESTIONS

SUR LES DIVERSES BRANCHES DES SCIENCES MÉDICALES

---

*Anatomie et histologie normales.* — Aponevroses de l'abdomen.

*Physiologie.* — De la digestion intestinale. Du suc pancréatique.

*Physique.* — Courants thermo-électriques. Thermo-multiplicateur.

*Chimie.* — De l'ammoniaque, ses propriétés, sa préparation, action des acides sur l'ammoniaque.

*Histoire naturelle.* — Des racines; leur structure, leurs tendances, leurs différentes modifications. — Des bulbes, des bulbilles, des tubercules. — Caractères qui distinguent les racines des rhizomes.

*Pathologie externe.* — Enumérer les tumeurs de l'orbite, en indiquer les signes différentiels.

*Pathologie interne.* — Des concrétions sanguines dans le système artériel.

*Pathologie générale.* — De la fièvre.

*Anatomie et histologie pathologiques.* — Des lésions de la dyssenterie.

*Médecine opératoire.* — Des appareils employés pour le redressement des membres dans le cas de pied bot.

*Pharmaclogie.* — Des altérations que les médicaments officinaux peuvent éprouver par l'action de l'air, de l'humidité, du froid et de la chaleur. — Quels sont les différents moyens pour leur conservation ?

*Thérapeutique.* — Des indications de la médication astringente.

*Hygiène.* — Des boissons aromatiques.

*Médecine légale.* — Empoisonnement par l'alcool. — Comment est isolé l'alcool du sang?

*Accouchements.* — De l'influence de la grossesse sur la marche des maladies qui la compliquent.

*Titre de la thèse à soutenir.* — Considérations cliniques sur les lésions uréthrales consécutives aux contusions du périnée.

Vu : le Président de la Thèse,
PANAS.

Vu et permis d'imprimer,
Le Vice-recteur de l'Académie de Paris,
GRÉARD.

Paris. — Typ. Collombon et Brûlé, rue de l'Abbaye, 22.

www.ingramcontent.com/pod-product-compliance
Lightning Source LLC
LaVergne TN
LVHW012012160826
845678LV00002B/781
* 9 7 8 2 3 2 9 6 7 2 1 9 9 *